BEI GRIN MACHT SICH IHR WISSEN BEZAHLT

AF136041

- Wir veröffentlichen Ihre Hausarbeit,
  Bachelor- und Masterarbeit

- Ihr eigenes eBook und Buch -
  weltweit in allen wichtigen Shops

- Verdienen Sie an jedem Verkauf

Jetzt bei www.GRIN.com hochladen und kostenlos publizieren

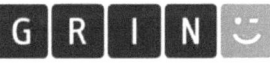

Swaantje Böhme

Das Konzept der Selbstwirksamkeitserwartung als theoretische Grundlage der Gesundheitskompetenzerwartung

GRIN Verlag

Bibliografische Information der Deutschen Nationalbibliothek:

Die Deutsche Bibliothek verzeichnet diese Publikation in der Deutschen National-bibliografie; detaillierte bibliografische Daten sind im Internet über http://dnb.d-nb.de/ abrufbar.

Impressum:

Copyright © 2012 GRIN Verlag GmbH
Druck und Bindung: Books on Demand GmbH, Norderstedt Germany
ISBN: 978-3-656-82329-2

Dieses Buch bei GRIN:

http://www.grin.com/de/e-book/282840/das-konzept-der-selbstwirksamkeitserwar-tung-als-theoretische-grundlage

Bergische Universität Wuppertal

Fachbereich B

Wintersemester 2011/2012

Seminararbeit zum Thema:

Das Konzept der Selbstwirksamkeitserwartung

als theoretische Grundlage der Gesundheitskompetenzerwartung

Verfasser: Swaantje Böhme

Inhaltsverzeichnis

Abbildungsverzeichnis

Abkürzungsverzeichnis

Abb.	Abbildung
bspw.	beispielsweise
bzw.	beziehungsweise
insb.	insbesondere
vgl.	vergleiche
WHO	World Health Organisation

1. Einleitung

In dieser Arbeit wird das bedeutsame Thema der Selbstwirksamkeitserwartung näher unter dem Aspekt der Gesundheitskompetenz nach Wieland (2007, 2008) beleuchtet. Gesundheit und damit auch die Gesundheitskompetenzerwartung nimmt in der heutigen Gesellschaft, welche durch die hohe Gewichtung dieser Themen auch als Gesundheitsgesellschaft bezeichnet werden kann, immer mehr an Bedeutung zu (vgl. Kickbusch, 2006). Ziel der vorliegenden Arbeit ist es, dem Leser die beiden Konzepte, die Selbstwirksamkeits- und die Gesundheitskompetenzerwartung, näher zu bringen und die gemeinsamen Grundlagen aufzuzeigen. Die Arbeit besteht aus zwei Oberthemen, welche sich in unterschiedliche Unterthemen aufgliedern. Das Konzept der Selbstwirksamkeitserwartung wird zunächst in Abschnitt 2 beschrieben. Anschließend werden die Arten und Dimensionen der Selbstwirksamkeit, mit den Auswirkungen steigender und absinkender Selbstwirksamkeitserwartungen, sowie die Selbstwirksamkeitsdynamik vorgestellt. Neben den vier Einflussfaktoren wird auch auf die Bedeutung der Rahmenbedingungen, sowie der Nahzielen eingegangen. Im Abschnitt 3 wird das Konzept der Gesundheitskompetenzerwartung beschrieben. Neben der Vorstellung verschiedener Definitionen, erfolgt an gegebener Stelle die Spezialisierung auf die Definition der Gesundheitskompetenz nach Wieland (2007, 2008). Zuletzt werden der Fragebogen zur Gesundheitskompetenzerwartung und die daraus resultierenden geschlechtsspezifischen Ergebnisse vorgestellt.

2. Selbstwirksamkeitserwartung - Eine Begriffsbestimmung

Selbstwirksamkeitserwartung oder auch Kompetenzerwartung wird als die individuell unterschiedliche Überzeugung der eigenen Kompetenz, auch schwierige Handlungen in Gang setzten und zu Ende führen zu können definiert (Jerusalem & Schwarzer, 2002). Sie spiegelt also nicht zwangsläufig die wirklichen Fähigkeiten wieder, die ein Mensch besitzt: „Perceived self-efficacy is concerned not with the number of skills you have, but with what you believe you can do with what you have under a variety of circumstances" (Bandura, 1997, S.37). Nach der sozial-kognitiven Theorie von Bandura (1992, 1997, 2001) werden „kognitive, motivationale, emotionale und aktionale Prozesse durch subjektive Überzeugungen gesteuert" (Jerusalem & Schwarzer, 2002, S. 35). Die Höhe der Selbstwirksamkeit beeinflusst das gesamte Handeln und Befinden eines Menschen. Kompetenzerwartung beschreibt also „die optimistische Überzeugung einer Person, auch schwierige Herausforderungen erfolgreich meistern zu können" (Satow, 1999a, S. 9). Selbstwirksame Menschen sind oft leistungsmotivierter, kreativer und ausdauernder, wenn sie an neue und schwierige Anforderungssituationen herangehen (Satow, 1999a). „Selbstwirksamkeitserwartungen liefern also einen eigenständigen Beitrag zu Leistungsergebnissen und sind nicht einfach Ausdruck der intellektuellen Fähigkeiten" (Jerusalem & Schwarzer, 2002, S. 38). Es ist schwer zu beurteilen, wie optimistisch ein Mensch seine Handlungskompetenzen und Handlungsmöglichkeiten selbst einschätzt. So können eine maßlose Überschätzung dieser, sowie das Vorhandensein zahlreicher persönlicher Erfolgserfahrungen, gleichfalls zu einer hohen Selbstwirksamkeitserwartung führen (vgl. Little & Lopez, 1997; Little et.al., 1995). Um den verschiedenen Anforderungssituationen, mit denen ein Mensch in seinem Leben konfrontiert wird gerecht zu werden, bedarf es verschiedener Arten an Selbstwirksamkeitserwartungen. Die Anforderungen unterscheiden sich „in ihrer Schwierigkeit, Stärke und Allgemeinheit und können somit von sehr leichten bis zu sehr komplexen und von sehr spezifischen bis zu ganz allgemeinen Anforderungssituationen variieren"(Satow, 1999a, S. 34).

2.1 Die Arten und Dimensionen der Selbstwirksamkeitserwartung

Die Kompetenzerwartung eines Menschen ist ein komplexes Konstrukt, welches sich in verschiedene Dimensionen, die die Gemeinsamkeiten und Unterschiede beschreiben, sowie in unterschiedliche Arten einteilen lässt.

2.1.1 Die Dimensionen der Selbstwirksamkeitserwartung

Kompetenzerwartungen lassen sich nach Bandura (1997) in drei zentralen Dimensionen unterscheiden: *Höhe* (level), *Stärke* (strength) und *allgemeine Übertragbarkeit* (generality). Diese Dimensionen dienen der Beschreibung der Unterschiede und Gemeinsamkeiten von Selbstwirksamkeitserwartungen und sind daher nicht vollkommen unabhängig voneinander (Satow, 1999a). Die *Höhe* der Selbstwirksamkeitserwartung wird durch den Schwierigkeitsgrad der Aufgaben bestimmt, welche die Person meint lösen und ausführen zu können. Sie kann also bei unterschiedlichen Personen auf einfache Anforderungssituationen beschränkt sein oder spezielle und komplexe Anforderungen umfassen. Um mit Hilfe der Selbstwirksamkeit zwischen Personen differenzieren zu können, müssen die Fähigkeiten der Personengruppe beachtet werden. Die Kompetenzerwartung ist zur Differenzierung ungeeignet, wenn die Anforderungen für die Gruppe allgemein sehr einfach zu bewältigen sind (vgl. Satow, 1999; Vollmann-Hummes, 2008 & Barton, 2007). Die Dimension der *Stärke* kennzeichnet Selbstwirksamkeitserwartungen bezüglich der Überzeugungsstärke und Gewissheit die eine Person besitzt, eine Anforderungssituation bewältigen zu können. Ist die Überzeugungsstärke und Gewissheit gering ausgeprägt, wird die erworbene Kompetenzerwartung schon bei wenigen Misserfolgen wieder abgebaut. Motivationale Prozesse sind besonders von der Stärke der Selbstwirksamkeit geprägt. Neben der erhöhten Ausdauer und Anstrengung eine Aufgabe zu lösen, bleibt auch die Motivation bei selbstwirksameren Personen über eine längere Periode erhalten (vgl. Bandura, 1997; Satow, 1999a; Vollmann-Hummes, 2008 & Barton, 2007). Zuletzt lässt sich Selbstwirksamkeitserwartung durch ihre *Allgemeinheit* oder *Spezifik* charakterisieren. Die Kompetenzerwartung einer Person kann sich also auf eine ganz spezielle Anforderung oder Handlung (situationsspezifisch), auf verschiedene Aufgaben innerhalb eines Anforderungsbereichs (bereichsspezifisch) oder generell auf eine höhere Anzahl aufgaben- und situationsübergreifender Anforderungen und Handlungen (allgemein) beziehen (vgl. Satow, 1999a; Vollmann-Hummes, 2008 & Barton, 2007).

2.1.2 Die Arten der Selbstwirksamkeitserwartung

Ursprünglich formulierte Bandura das Konzept der Selbstwirksamkeitserwartung als *bereichs-* und *aufgabenspezifisch* und lehnt eine allgemeine Selbstwirksamkeit ab (Vollmann-Hummes, 2008). Verschiedene Autoren konzipierten entgegen dieser Vorstellung Instrumente und Skalen zur Messung einer *generellen* oder *allgemeinen* Kompetenzerwartung (bspw. Jerusalem & Schwarzer, 1999a). Die *allgemeine* Selbstwirksamkeit umfasst das Vertrauen in die eigenen Ressourcen in allen Lebensbereichen und wird somit als die „optimistische Einschätzung der generellen Lebensbewältigungskompetenz" (Jerusalem & Schwarzer, 2002, S. 40) verstanden (vgl. Jerusalem & Schwarzer, 2002 & Vollmann-Hummes, 2008). Die Höhe dieses relativ stabilen Persönlichkeitsmerkmals wird durch Erfolgs- und Misserfolgserfahrungen beeinflusst. Erfolge stärken die Selbstwirksamkeit, während Misserfolge sie schmälern. Anhand der „Skala zur Allgemeinen Selbstwirksamkeitserwartung" (Jerusalem & Schwarzer, 1999a) welche 10 Items umfasst, lässt sich die persönliche Höhe der Selbstwirksamkeit ermitteln (Jerusalem & Schwarzer, 2002 & Vollmann-Hummes, 2008). Items wie bspw.: „Wenn sich Widerstände auftun, finde ich Mittel und Wege, mich durchzusetzen" (Jerusalem & Schwarzer, 1999a), werden mit Hilfe der vier vorgegebenen Antwortmöglichkeiten: „stimmt nicht, stimmt kaum, stimmt eher und stimmt genau" (Jerusalem & Schwarzer, 1999a) beantwortet. Menschen mit einer schwach ausgeprägten Kompetenzerwartung unterscheiden sich in vielen Punkten von Menschen mit einer höher ausgeprägten. Eine geringe Selbstwirksamkeit bewirkt eine selbstschädigende Interpretation der eigenen Kompetenzen (Jerusalem & Schwarzer, 2002). Diese Personen unterstellen sich selbst also mangelnde Begabung und Konzentrationsfähigkeit und machen ihre persönliche Inkompetenz für Misserfolge verantwortlich. Hierdurch werden Versagensangst, Angst vor schlechter Bewertung, Anzweifeln des eigenen Handelns, sowie ein allgemeines Bedrohungsgefühl verstärkt. Bei einer schwachen Selbstwirksamkeitserwartung führen also schon wenige Misserfolge zum Abbau dieser, was zu immer größeren Motivationsdefiziten und schlechten Leistungsresultaten führt (vgl. Schwarzer & Jerusalem, 2002; Barton, 2008 & Vollmann-Hummes, 2008). Individuen mit einer hohen Kompetenzerwartung hingegen schreiben nur Erfolge den eigenen Umständen zu, Misserfolge werden auf externe Faktoren zurückgeführt (Jerusalem & Schwarzer, 2002) und sind daher nicht selbstverschuldet und schädigend. Es werden die positiven Gesichtspunkte einer Herausforderung, wie bspw. der persönliche Nutzen und die Erfolgschancen hervorgehoben. Das so erreichte Motivations- und Leistungsniveau führt zur Setzung höherer Ziele, sowie zu konsequenterer und problemorientierterer Zielerreichung, trotz entstehender Widerstände. Eine hohe Selbstwirksamkeit bewirkt eine gewisse Stressresistenz und wirkt sich angstmindernd aus (Jerusalem & Schwarzer, 2002). Sie führt also zu körperlichem und psychischem Wohlbefinden und bewirkt somit ein hohes Maß an Berufs- und Lebenszufriedenheit (vgl. Schwarzer & Jerusalem, 2002; Barton, 2008 & Vollmann-Hummes, 2008). Neben diesen Auswirkungen erhöht sich die individuellen Stressbewältigungsfähigkeit, die Krankheitsbewältigung und das Ertragen von Schmerzen, mit steigender Selbstwirksamkeit (Jerusalem & Schwarzer, 2002). Abschließend lässt sich also sagen, dass mit der „Stärke der Selbstwirksamkeitserwartung die Wahrscheinlichkeit einer erfolgreichen Handlungsausführung" (Barton, 2008, S. 10), sowie die eigene Berufs- und Lebenszufriedenheit ansteigt (Jerusalem & Schwarzer, 2002). Die *bereichsspezifische* Selbstwirksamkeitserwartung bezieht sich auf einen bestimmten Bereich des Lebens, wie bspw. den Beruf. Durch gezielte Skalen und spezifischere Formulierungen lässt sie sich besser messen als die allgemeine Selbstwirksamkeit. Für verschiedene Berufe lassen sich also unterschiedliche Skalen entwickeln, die gezielt nach den Anforderungen des jeweiligen Berufs fragen. Für den Beruf des Schülers bspw. zeigt die „Schulbezogene Selbstwirksamkeitserwartung" (Satow, 1999b, S. 15) die jeweilige Höhe der Kompetenzerwartung, sowie für den Beruf des Lehrers die „Skala zur Lehrerselbstwirksamkeit" (Schmitz, 1999, S. 60). Mit den gleichen Antwortmöglichkeiten, wie für die allgemeine Selbstwirksamkeit wird mit Hilfe der 7 Items (Schüler), bzw. 10 Items (Lehrer) die Höhe der bereichsspezifischen Selbstwirksamkeitserwartung ermittelt. Die *situationsspezifische* Kompetenzerwartung ist die eigene Überzeugung, eine bestimmte Handlung auch dann noch ausführen zu können, wenn Schwierigkeiten und Barrieren auftreten, die diese Handlung behindern: „Ich bin sicher, dass ich den ganzen Abend eisern arbeiten kann, auch wenn andere mich zum Fernsehen einladen" (Jerusalem & Schwarzer, 2002, S. 39). Neben der bereits beschriebenen Generalitätsebene (*allgemein, bereichs- und situationsspezifisch)* (Jerusalem & Schwarzer, 2002) kann eine weitere Ebene aufgespannt werden, die die *individuelle* und *kollektiver* Kompetenzerwartung umfasst (Jerusalem & Schwarzer, 2002). Selbstwirksamkeitserwartung wurde zunächst als individuelles Konzept aufgefasst, welches inzwischen allerdings ausdrücklich durch die kollektive Überzeugung erweitert wurde (Bandura, 1997, 2000). Die *individuelle* Selbstwirksamkeit umfasst die Einschätzung der eigenen Kompetenz oder die einer anderen einzelnen Person innerhalb einer Gruppe, eine schwierige gemeinsame Aufgabe lösen zu können (Jerusalem & Schwarzer, 2002). Die Summe der individuellen Kompetenzerwartungen bildet ein gemeinsames Wirkungspotential, dessen Höhe die *kollektive* Selbstwirksamkeitserwartung dieser Gruppe angibt. Hierbei ist die Koordinierung der einzelnen Ressourcen von großer Bedeutung. So kann es sein, dass eine Gruppe aus durchschnittlich befähigten Personen mit einer hohen Koordinierungsfähigkeit, eine höhere kollektive Selbstwirksamkeitserwartung aufweist, als eine Gruppe von starken individuellen Ressourcen mit geringeren Koordinierungsfähigkeiten (vgl. Bandura, 1997; Jerusalem & Schwarzer, 2002; Barton, 2008 & Zaccaro, Blair, Peterson & Zazanis, 1995). Die Höhe der kollektiven Selbstwirksamkeitserwartung einer Gruppe hat also Einfluss auf die Auswahl der Ziele, das Niveau der Anstrengung und die Widerstandsfähigkeit der Gruppe, wenn Schwierigkeiten bei der Zielerreichung auftreten (Jerusalem & Schwarzer, 2002).

2.2 Selbstwirksamkeitsdynamik

Die Selbstwirksamkeit eines Menschen muss zunächst individuell erworben und anschließend gefestigt werden, um einen sofortigen Wiederabbau dieser zu verhindern (Satow, 1999a). Dies geschieht immer im sozialen Kontext, in welchem Menschen untereinander kommunizieren und interagieren. Die Selbstwirksamkeitserwartung, auch zukünftige Aufgaben meistern zu können, kann unter bestimmten Voraussetzungen durch erfolgreiches Handeln entstehen (Satow, 1999a). Dies gelingt besonders bei Setzung von Nahzielen, da hier Erfolge besser vermittelt und ihre angemessene Interpretation gesichert werden kann (Jerusalem & Schwarzer, 2002).

2.2.1 Einflussfaktoren auf die Selbstwirksamkeitserwartung

Bandura (1997) beschreibt vier wesentliche Informationsquellen, die zum Aufbau und zur Stärkung von Selbstwirksamkeitserwartung geeignet sind: die *direkte Erfahrung*, das *Modelllernen*, die *verbale Unterstützung oder Beeinflussung* und die *Interpretation von physiologischen Reaktionen*. Die vorangegangene Reihenfolge bestimmt auch die Stärke ihres Einflusses auf die Kompetenzerwartung (Jerusalem & Schwarzer, 2002). Der stärkste Einflussfaktor, um Selbstwirksamkeit aufzubauen, ist also, *direkte, eigene Erfahrungen* zu sammeln. Die erfolgreiche Bewältigung einer Anforderungssituation kann auf das eigene Können zurückgeführt werden, wodurch sich eine positive Kompetenzerwartung für zukünftige ähnliche Anforderungen entwickelt (Vollmann-Hummes, 2008). Erfolgserlebnisse stärken also die Kompetenzerwartung, während Misserfolge sie schwächen (Jerusalem & Schwarzer, 2002 & Barton, 2008). Sind diese Personen hingegen bereits selbstwirksam, führen wenige Misserfolge kaum noch zu schädigender Wirkung sondern werden in konstruktives, zielgerichtetes Verhalten umgewandelt (Jerusalem & Schwarzer, 2002). Da solche Gelegenheiten, selbst Erfahrungen zu sammeln, oft nicht genügend vorhanden sind, kann zum Erwerb von Selbstwirksamkeit auch das *Modelllernen* herangezogen werden (Jerusalem & Schwarzer, 2002). Hierbei handelt es sich um die Nachahmung eines Verhaltensmodells, welches durch eine geeignete Modellperson durchgeführt wird (vgl. Jerusalem & Schwarzer, 2002 & Vollmann-Hummes, 2008). Geeignete Modellpersonen ähneln dem Lernenden in möglichst vielen Attributen wie Alter, Geschlecht, Bildung und Intelligenz (vgl. Jerusalem & Schwarzer, 2002; Satow, 1999a), da so der Aufbau der Selbstwirksamkeit durch Peer-Modeling besonders gefördert wird (Satow, 1999a). Ne-

5

ben solchen „sich selbst enthüllenden Bewältigungsmodellen" (Jerusalem & Schwarzer, 2002, S. 43), also Personen, die bereits Erfahrungen in der zu lösenden Situation gesammelt haben, ist die Fähigkeit des sozialen Perspektivenwechsels eine weitere Voraussetzung für den erfolgreichen Selbstwirksamkeitsaufbau. Das Geschehen muss also aus der Perspektive des Modells heraus verstanden werden (Satow, 1999a). Die *verbale Unterstützung* oder *Beeinflussung* zielt auf die Überredung durch eine kompetentere Person ab. Diese bestärkt einen in die eigenen Kompetenzen zu Vertrauen, was zu einer Steigerung der Kompetenzerwartung führt. Besonders bestärkende Rückmeldungen, der in einer ähnlichen Anforderungssituation gezeigten und damit erneut erwarteten erfolgreichen Handlung, erhöhen die Selbstwirksamkeit (Jerusalem & Schwarzer, 2002). Sind nachfolgende Problemlösungen erfolglos, bleibt diese jedoch nicht langfristig erhalten, daher ist diese Form des Selbstwirksamkeitsaufbaus nicht so effektiv wie die Vorangegangenen (vgl. Jerusalem & Schwarzer, 2002; Satow, 1999a & Vollmann-Hummes, 2008). Auch die letzte und damit schwächste Informationsquelle, die *Interpretation von physiologischen Reaktionen*, ist wichtig da sie aufzeigt wie Personen mit physiologisch und emotional belastenden Situationen umgehen (Jerusalem & Schwarzer, 2002 & Barton, 2008). Eine starke Reaktion (z.B. Angst oder Euphorie) kann auf die eigene Inkompetenz, aber ebenso auf vorhandene Kompetenz zurückgeführt werden (vgl. Jerusalem & Schwarzer, 2002; Vollmann-Hummes, 2008 & Satow, 1999a). Die Interpretation und damit die Auswirkung dieser physiologischen Zustände auf die Kompetenzerwartung, hängt zu großen Teilen von der bereits bestehenden Selbstwirksamkeitserwartung ab (vgl. Barton, 2008 & Satow, 1999a). Um einen sogenannten Teufelskreis, bei welchem körperliche Erregung wegen geringer Kompetenzerwartung zu Versagensangst führt und somit zu einer weiteren Verringerung der Selbstwirksamkeitserwartung, zu verhindern, ist es von großer Bedeutung, Fertigkeiten zu erwerben um schwierige Situationen unter Kontrolle bringen zu können, um letztendlich die körperliche Erregung zu verringern (vgl. Satow, 1999a & Jerusalem & Schwarzer, 2002). Alle vier Quellen können sich wechselseitig ergänzen, sowie Einfluss auf die Richtung und Stärke der einzelnen Wirkungen nehmen: „So kann bspw. der positive Einfluss durch Modellierung auf die Selbstwirksamkeit die Auswirkung vorheriger direkter Misserfolge abmildern" (Barton, 2008, S. 15).

2.2.2 Die Bedeutung von Rahmenbedingungen und Nahzielen

Neben den bereits beschriebenen vier Einflussfaktoren der Selbstwirksamkeitsdynamik beeinflusst auch die persönliche Einschätzung der Gesamtsituation und damit der *Rahmenbedingungen,* sowie die zeitliche *Nähe* der zu erreichenden *Ziele* die Bildung und Stärkung der Selbstwirksamkeitserwartung (vgl. Jerusalem & Schwarzer, 2002). Es ist also für die Einschätzung der eigenen Kompetenz von großer Bedeutung, wie die Person ihre Fähigkeiten gegenüber der Anforderungssituation einschätzt, wie sehr sie sich mit der Modellperson, welche beobachtet wird oder welche die Person verbal zu beeinflussen versucht, identifizieren kann oder wie hoch der Schwierigkeitsgrad der Aufgabe beurteilt wird. Auch eine hohe Selbstwirksamkeitserwartung nützt einem also nichts, wenn die *Rahmenbedingungen*, wie bspw. das Verfügen über relevantes Vorwissen oder Fähigkeiten nicht gegeben sind, da dies nur zu einer Kompetenzüberschätzung führt (Jerusalem & Schwarzer, 2002). Ein Grundschüler kann bspw. auch dann keine Gedichtanalyse verfassen, wenn er noch so von seinen Fähigkeiten hierzu überzeugt ist. Genauso ist Kompetenzerwartung dann nicht effizient, wenn sie sich auf nicht ergebnisrelevante Fähigkeiten bezieht (Jerusalem & Schwarzer, 2002). Ein Geschäftsführer kann bspw. sehr davon überzeugt sein, seine Mitarbeiter gut zu führen, bei dem Aufhängen eines Bildes an der Wand wird ihm diese Überzeugung jedoch nicht hilfreich sein. Zuletzt sollten attraktive Ziele in Sicht sein, die durch kompetentes Verhalten erreichbar sind, da sonst auch eine hohe Selbstwirksamkeit nicht verhaltensrelevant ist (Jerusalem & Schwarzer, 2002). Ein Mitarbeiter kann zwar die Überzeugung besitzen, mehr leisten zu können als seine Arbeitskollegen, aber wenn eine Beförderung nicht in Sicht ist, wird er trotzdem keine Motivation besitzen sich mehr anzustrengen als diese. Neben den genannten *Rahmenbedingungen*, spielen *Nahziele* ebenfalls eine bedeutende Rolle beim Erwerb von Selbstwirksamkeitserwartung. Zeitlich nah gesetzte, überschaubare Ziele erhöhen bei Erfolgserlebnissen die Selbstwirksamkeit schrittweise. Diese allmähliche Steigerung führt zu einem kontinuierlichen Wachstum der Kompetenzerwartung, welche langfristig stabil erhalten bleibt (vgl. Jerusalem & Schwarzer, 2002). Bei Nichterreichung eines solchen Ziels kommt es anders als bei hochgesteckten Zielen, lediglich zu einer geringen Schwächung der Selbstwirksamkeit, da die Enttäuschung nur gering ausfällt (vgl. Jerusalem & Schwarzer, 2002). Nahziele können selbstgesetzt oder fremdbestimmt sein, letztere haben den Charakter einer Empfehlung (Jerusalem & Schwarzer, 2002). Zunächst sollten Nahziele fremdgesetzt sein, mit steigender Selbstwirksamkeit setzten sich Menschen jedoch selbst höhere Ziele. Dies ist besonders wichtig, da sich Personen so mehr verpflichtet fühlen diese Ziele zu erreichen (Jerusalem & Schwarzer, 2002). Die Höhe der eigenen Selbstwirksamkeit entscheidet darüber, ob Ziele selbstbestimmt oder von anderen vorgegeben werden sollten. Für eine erfolgreiche Steigerung der Kompetenzerwartung ist darauf zu achten, dass die Höhe der Nahziele stetig erhöht wird (Jerusalem & Schwarzer, 2002).

3. Gesundheitskompetenzerwartung - Ein Konzept viele Definitionen

Das Konzept der Gesundheitskompetenzerwartung oder Health Literacy erlangt in den letzten Jahren immer mehr an Bedeutung (Wieland & Hammes, 2010). Einigkeit herrscht allerdings noch immer nicht über eine einheitliche Definition und damit auch nicht über den Gegenstandsbereich, welcher Unterschiede je nach Kontext und Betrachtungsebene aufweist (Wieland & Hammes, 2010). Ein gemischter Ausschuss der National Health Education Standards definierte Health Literacy bspw. stark bezogen auf die Beschaffung, Interpretation und Gebrauch von Gesundheitsinformationen: „The capacity of an individual to obtain, interpret and understand basic health information and services in ways that are health-enhancing (Joint Committee on National Health Education Standards, 1995). Die WHO erweiterte diese und weist darauf hin, dass Gesundheitskompetenz vom Grad der Alphabetisierung der Personen abhängt: „Health literacy represents the cognitive and social skills which determine the motivation and ability of individuals to gain access to, understand and use information in ways which promote and maintain good health. Health literacy implies the achievement of a level of knowledge, personal skills and confidence to take action to improve personal and community health by changing personal lifestyles and living conditions.(..) Health literacy is itself dependent upon more general levels of literacy. Poor literacy can affect people's health directly by limiting their personal, social and cultural development, as well as hindering the development of health literacy" (WHO, 1998, S. 10). Diese auf individuelle Kompetenzen ausgerichtete Sichtweise teilen auch andere: „Health Literacy is the ability to make sound health decision in the context of everyday life – at home, in the community, at the workplace, the health care system, the market place and the political arena. It is a critical empowerment strategy to increase people's control over their health, their ability to seek out information and their ability to take responsibility" (Kickbusch, Wait & Maag, 2006, S.8). Nutbeam hingegen teilt diese individuelle Einschätzung nicht. Um erfolgreich im Gesundheitswesen funktionieren und handeln zu können, so argumentiert er, wird eine komplexe Konstellation an Fähigkeiten benötigt: „Health literacy involves a complex constellation of skills that are needed to function effectively in the health care setting" (Nutbeam, 2006, S. 263). In Deutschland hingegen wird auf den Bezug zu Literacy (Lesefähigkeit) weitestgehend verzichtet. Die Erhaltung der Gesundheit und die Beseitigung von gesundheitlichen Beschwerden steht hier im Vordergrund: „Dementsprechend definieren wir Gesundheitskompetenz als die Erwartung, gesundheitlichen Beschwerden und Erkrankungen aktiv und wirksam begegnen zu können bzw. die Gesundheit durch geeignete Maßnahmen zu erhalten" (Wieland & Hammes, 2008, S. 2). Die unterschiedlichen Definitionen zeigen, wie vielschichtig und auch andersartig, je nach Blickwinkel und Schwerpunktsetzung, dieses Konzept ist. Im weiteren Verlauf wird daher der Fokus auf die deutsche Betrachtungsweise nach Wieland gelegt.

3.1 Gesundheitskompetenzerwartung nach Wieland

Gesundheitskompetenzerwartung oder auch Gesundheitskompetenz wird wie beschrieben, als „die Erwartung, gesundheitliche Beschwerden und Erkrankungen aktiv und wirksam begegnen zu können bzw. die Gesundheit durch geeignete Maßnahmen zu erhalten" (Wieland & Hammes, 2008, S. 2), definiert. Es handelt sich hierbei also um die Kompetenz die eigene Gesundheit, welche Sinnbild für Lebensqualität und damit ein hohes individuelles Gut ist, zu erhalten und zu fördern (vgl. Wieland, 2010). Gesundheit ist laut WHO: „ein Zustand des vollständigen körperlichen, geistigen und sozialen Wohlergehens und nicht nur das Fehlen von Krankheit oder Gebrechen" (Verfassung der WHO, 1946). Hierbei handelt es sich um einen Prozess, welcher durch eigene Gewohnheiten, Einstellungen zum Thema Gesundheit, sowie gesundheitsbezogene Werte beeinflusst wird. Eine bedeutende Rolle spielt hierbei auch das Verantwortungsgefühl gegenüber einem selbst und anderen, sowie die Selbstwirksamkeit über das eigene Handeln (vgl. Kombasa, 1982, Wieland & Hammes; 2008, Wieland & Scherer 2007; Wieland, 2010 & Wieland & Hammes, 2010). Spezifische Fähigkeiten um Krankheiten zu vermeiden und die Gesundheit zu erhalten und wiederherzustellen, sind von essenzieller Bedeutung (Wieland & Hammes; 2008, Wieland & Scherer 2007; Wieland, 2010 & Wieland & Hammes, 2010). Menschen gehen unterschiedlich mit ihrer Gesundheit um (vgl. Wieland & Hammes, 2008; Wieland & Scherer 2007; Wieland, 2010 & Wieland & Hammes, 2010) und verfügen daher auch über eine unterschiedlich stark ausgeprägte Gesundheitskompetenzerwartung. Die Gesundheitskompetenz unterliegt, ähnlich wie die Gesundheit, einem ständigen Prozess der Zu- und Abnahme, es handelt sich folglich nicht um eine einmal erlernte Fähigkeit oder Qualität, die dann individuell angewendet werden kann (Wieland, 2010). Sie entsteht vielmehr durch „lebenslange Lern- und Sozialisationsprozesse in verschiedenen Handlungsfeldern: Familie, Schule, Ausbildung und Arbeitsplatz, soziales Umfeld" (Wieland, 2010, S. 40). Um die bereits erworbene Gesundheitskompetenzerwartung einer Person zu einem bestimmten Zeitpunkt ermitteln zu können, wurde am Lehrstuhl für Arbeits- und Organisationspsychologie der Bergischen Universität Wuppertal der Fragebogen zur Gesundheitskompetenz (Wieland & Hammes, 2008) entwickelt (Wieland, 2010). Das klar definierte Ziel: „die Selbstwirksamkeitserwartungen, die Personen im Bezug auf ihre Fähigkeiten haben, ihre Gesundheit zu erhalten bzw. Krankheiten zu bewältigen, zu erfassen" (Wieland & Hammes, 2008, S. 3), wurde mit Hilfe 10 gezielter Items zum Thema Gesundheit und Krankheit verfolgt. Diese beziehen sich auf die folgenden drei Aspekte mit einer jeweiligen Beispielfrage: Gesundheitsziele („Wenn ich Pläne bezüglich meiner Gesundheit mache, dann kann ich diese auch umsetzen"), Kompetenzerwartung („Für jedes gesundheitliche Problem weiß ich einen Lösungsweg") und Erfolgserwartung („Ich habe wenig Vertrauen in Möglichkeiten zur Bewältigung von Krankheiten"; Antwort wird umgepolt) (Wieland & Hammes, 2008, S. 3). Die Beurteilung der Fragen erfolgt durch eine fünfstufige Antwort-Skala (0 = trifft gar nicht zu, 1 = trifft selten zu, 2 = trifft manchmal zu, 3 = trifft oft zu; 4 = trifft vollständig zu) (Wieland & Hammes, 2008 & Wieland, 2010).

3.2 Geschlechtsspezifische Gesundheitskompetenz

Untersucht man Gesundheitskompetenzen bei Männern und Frauen getrennt, lassen sich einige Unterschiede feststellen. Im Gesamtwert betrachtet weisen Männer und Frauen zwar keine unterschiedlich hohen Gesundheitskompetenzwerte auf, in verschiedenen Altersklassen sieht dies allerdings anders aus (Wieland & Hammes, 2010). Männer weisen bis zum 30igsten Lebensjahr eine relativ konstante, höhere Gesundheitskompetenz auf als Frauen, danach sinkt sie allerdings leicht ab während die Kompetenz der Frauen kontinuierlich anwächst (vgl. Wieland und Hammes, 2010 & Wieland & Hammes, 2008).

Abbildung 1: Gesundheitskompetenz von Frauen und Männern in Abhängigkeit vom Alter

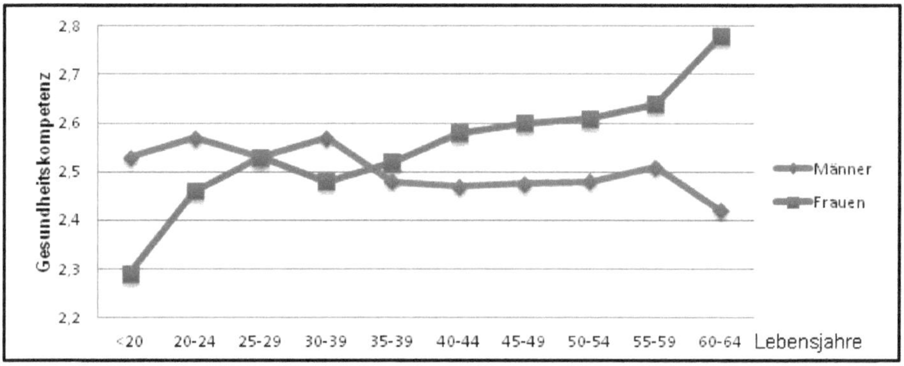

Quelle: Eigene Darstellung in Anlehnung an *Wieland & Hammes (2010)*

Wie in Abb. 1 ersichtlich, schneiden sich die beiden Gesundheitskompetenzlinien in Alter von 35 Jahren, da dort die Frauen das erste Mal eine höhere Kompetenzerwartung aufweisen als die befragten Männer. Im weiteren Verlauf wird der Unterschied zwischen Männern und Frauen immer größer, „die Schere der Gesundheitskompetenz" (Wieland & Hammes, 2010, S. 20) öffnet sich folglich immer weiter (vgl. Wieland & Hammes, 2010). Beim Gesundheitsverhalten zeigt sich ein ähnliches Bild, auch hier lassen sich unterschiede zwischen Männern und Frauen feststellen (Wieland & Hammes, 2010). Der Aussage: „Ich lasse mich regelmäßig beim Arzt durchchecken" (Wieland & Hammes, 2010, S. 26), stimmen Frauen mit einem höheren Wert auf der Beurteilungsskala zu als Männer (Wieland & Hammes, 2010).

Abbildung 2: „Ich lasse mich regelmäßig beim Arzt durchchecken". Beurteilungsskala: 1 = trifft überhaupt nicht zu, 2 = trifft eher nicht zu, 3 = trifft eher zu, 4 = trifft vollständig zu.

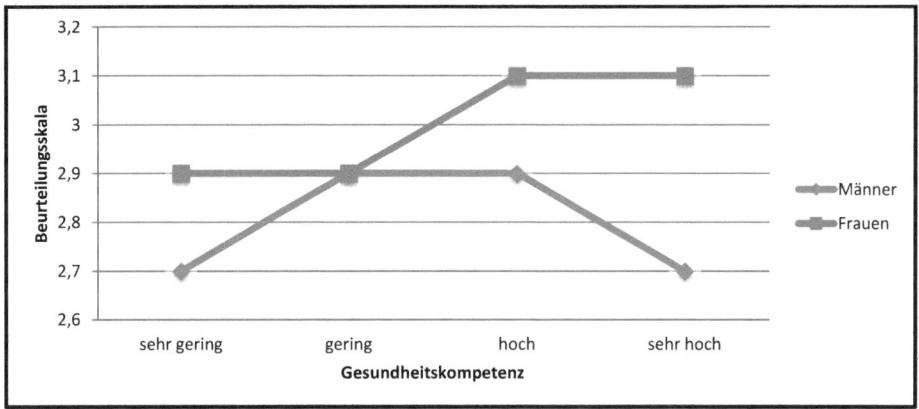

Quelle: Eigene Darstellung in Anlehnung an *Wieland & Hammes (2010)*

Abb. 2 zeigt, dass Männer bei sehr hoher Gesundheitskompetenz im Vergleich weniger an regelmäßigen Gesundheits-Checks beim Arzt teilnehmen. Aus dieser Beobachtung lässt sich folgern, dass
diese gesundheitskompetenten Männer offenbar denken, ihre Gesundheit selbst einschätzen zu können und daher auf die Beurteilung durch einen Arzt verzichten. Bei Frauen hingegen lässt sich ein
konträres Verhalten feststellen, sie gehen häufiger zu Gesundheits-Checks, je stärker ihre Gesundheitskompetenz ausgeprägt ist (Wieland & Hammes, 2010). Generell klagen gesundheitskompetente Menschen seltener über körperliche Beschwerden und beurteilen ihren Gesundheitszustand allgemein besser, als Personen mit einer geringeren Gesundheitskompetenzerwartung (vgl. Wieland &
Hammes, 2008; Wieland & Hammes, 2010 & Wieland & Scherrer, 2007). Geschlechtsspezifisch
betrachtet werden allerdings erneut Unterschiede deutlich.

Abbildung 3: Körperliche Beschwerden bei Frauen und Männern in Abhängigkeit von der Gesundheitskompetenz. Es handelt sich hier um standardisierte Werte (z-Werte), d.h. positive Werte bedeuten oberhalb des Durchschnitts, negative Werte unterhalb des Durchschnitts.

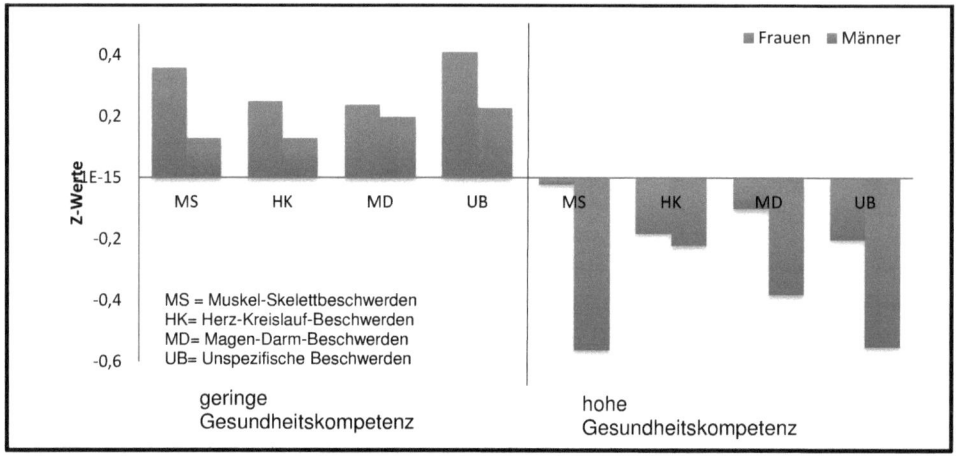

Quelle: Eigene Darstellung in Anlehnung an *Wieland & Hammes (2008)*

Wie in der Abb. ersichtlich, führt eine hohe Gesundheitskompetenzerwartung bei Männern zu einer deutlich unterhalb des Durchschnitts liegender Beschwerdehäufigkeit. Bei Frauen mit gleicher Gesundheitskompetenz lässt sich dies nur im geringeren Ausmaß feststellen (Wieland & Hammes, 2008 & Wieland & Scherer, 2007). Ist die Gesundheitskompetenz dagegen gering ausgeprägt, führt dies zu deutlich negativeren Konsequenzen für Frauen als für Männer. Diese Frauen haben deutlich mehr körperliche Beschwerden als Männer mit gleich geringer Gesundheitskompetenzerwartung.

4. Fazit

Wie in der Einleitung dieser Arbeit aufgeworfen, wurde aufgezeigt dass Selbstwirksamkeitserwartung und Gesundheitskompetenzerwartung gemeinsame Grundlagen besitzen. Die Einschätzung der eigenen Kompetenz, allgemein oder in bestimmten Situationen und Bereichen wird wie erwähnt als Selbstwirksamkeit definiert. Sie ist eng verbunden mit dem Konzept der Gesundheitskompetenzerwartung, welche ebenfalls eine Einschätzung der Kompetenz im Bezug auf die Bewältigung von Krankheiten und die Wiederherstellung der Gesundheit beinhaltet. Die Höhe der Selbstwirksamkeitserwartung beeinflusst das Befinden eines Menschen. Mit steigender Selbstwirksamkeit kann ein Mensch also Stress und Krankheiten besser bewältigen und Schmerzen leichter ertragen. Die Gesundheit wird somit erhalten oder bei Krankheit schneller wieder hergestellt. Diese Erfolgserlebnisse stärken wiederum die Gesundheitskompetenzerwartung. Da es sich um zwei voneinander abgetrennte Konzepte handelt, wurde zunächst auf das der Selbstwirksamkeitserwartung eingegangen. Mit Hilfe der Begriffsbestimmung und der anschließenden Vorstellung der Arten und Dimensionen der Selbstwirksamkeit, wurde dem Leser die Vielschichtigkeit des Konzepts und gleichzeitig auch die hohe individuelle Bedeutung vermittelt. Besonders hervorzuheben ist hierbei, dass es bei dem Konzept um eine Überzeugung der Fähigkeiten und nicht um die wirklichen Fähigkeiten einer Person handelt, mit einer Anforderungssituation umzugehen. Ein Mensch wird während seines Lebens mit unterschiedlichsten Anforderungen konfrontiert, für welche es verschiedene Arten an Kompetenzerwartungen bedarf. Die Selbstwirksamkeitsdynamik eröffnete dem Leser anschließend die Möglichkeiten der Stärkung der Kompetenzerwartung und wies gleichzeitig auf die Wichtigkeit der Nahziele und Rahmenbedingungen hin. Selbstwirksamkeit ist keine Überzeugung, die ein Mensch direkt besitzt. Sie muss vielmehr individuell erworben und gefestigt werden, damit sie langfristig erhalten bleibt. Hierbei kann durch verschiedene Informationsquellen, bei Erfolg die Selbstwirksamkeitserwartung gestärkt werden. Besonders durch die Setzung von Nahzielen kann einer starken Verminderung der Selbstwirksamkeit bei Misserfolgen vorgebeugt werden. Das zweite Konzept, die Gesundheitskompetenzerwartung, wurde zunächst mit einer Reihe von Definitionen vorgestellt. Hierbei wurde deutlich, dass in der Wissenschaft keine einheitliche Definition vorhanden ist und sie sich je nach Standpunkt und Schwerpunktsetzung stark unterscheiden. Da die Definition nach Wieland das Konzept der Selbstwirksamkeitserwartung als Grundlage nimmt, erfolgte eine Spezialisierung auf diese. Gesundheitskompetenzerwartung wird hierbei auf die Überzeugung der Erhaltung und Wiederherstellung der Gesundheit und die erfolgreiche Beseitigung von Krankheiten begrenzt. Der zur Bestimmung der Gesundheitskompetenz entwickelte Fragebogen, lieferte abschließend geschlechtsspezifische Besonderheiten. Es zeigte sich, dass die Gesundheitskompetenz von Frauen während des Lebens kontinuierlich ansteigt, die der Männer relativ konstant auf einem Niveau bleibt und ab dem 30igsten Lebensjahr sogar leicht abnimmt. Desweiteren wurde deutlich, dass eine sehr hohe Gesundheitskompetenz bei Männern zu einem Rückgang der regelmäßigen Gesundheits-Checks beim Arzt führt, Frauen gingen mit steigender Gesundheitskompetenzerwartung hingegen häufiger zu diesen. Zuletzt zeigten sich auch gravierende Unterschiede bei der Beschwerdehäufigkeit. Gesundheitskompetente Männer hatten deutlich unter dem Durchschnitt liegende Häufigkeiten. Bei Frauen wurde dieses Ausmaß nur bei einer geringen Gesundheitskompetenz deutlich. Dort führte diese zu deutlich mehr Beschwerden als bei Männern mit gleicher Gesundheitskompetenz. Trotz dieser geschlechtsspezifischen Unterschiede wurde deutlich, dass Gesundheitskompetenz in der heutigen Gesellschaft immer mehr an Bedeutung zunimmt. Es lohnt sich diese auszubauen, da Gesundheit ein hohes individuelles Gut ist, welches einmal irreversibel gestört nicht mehr vollständig wiederhergestellt werden kann.

Literatur

Bandura. (1997). *Self-efficacy: The exercise of control*. New York: Freeman.

Bandura, A. (1992). *Self-efficacy mechanism in psychobiologic functioning*. In R. Schwarzer, Self-efficacy: Thought control of action (S. 355–394). Washington, DC: Hemisphere.

Bandura, A. (2001). *Social Cognitive Theory: An agentic perspective*. Annual Review of Psychology 52 , S. 1–26.

Barton, K. (2008). *Kann der Glaube an sich selbst Berge versetzten? Eine kritische Untersuchung des Konzepts der Selbstwirksamkeit im organisationalen Kontext*. Grin Verlag.

Jerusalem, M., & Satow, L. (1999). *Skalendokumentation der Schülervariablen*. In M. Jerusalem, & R. Schwarzer, Skalen zur Erfassung von Lehrer- und Schülermerkmalen (S. 12-53). Berlin.

Jerusalem, M., & Schwarzer, R. (2002). *Das Konzept der Selbstwirksamkeit*. In M. Jerusalem, & D. Hopf, Selbstwirksamkeit und Motivationsprozesse in Bildungsinstitutionen (S. 28-53) Zeitschrift für Pädagogik, Beiheft; 44. Weinheim: Beitz Verlag

Jerusalem, M., & Schwarzer, R. (1999a). *Skala zur Allgemeinen Selbstwirksamkeitserwartung*. von http://www.zpid.de/pub/tests/pt_1003t.pdf abgerufen am 10. März 2012

Jerusalem, M. & Schwarzer, R. (1999b): Allgemeine Selbstwirksamkeitserwartung. In: R. Schwarzer/M. Jerusalem (Hrsg.): Skalen zur Erfassung von Lehrer- und Schülermerkmalen. Berlin: Freie Universität Berlin, S. 13–14.

Joint Committee on National Health Education Standards (1995). *National Health Education Standards: Achieving Health Literacy*. Atlanta, American Cancer Society.

Kickbusch (2006). *Die Gesundheitsgesellschaft Megatrends der Gesundheit und deren Konsequenzen für Politik und Gesellschaft*. Gamburg: Verlag für Gesundheitsförderung.

Kickbusch, I., Wait, S. & Maag, D. (2006): *Navigating Health - The role of Health Literacy*.URL: http://www.ilonakickbusch.com/health-literacy/NavigatingHealth.pdf, abgerufen am 17.03.2012

Little, T., & Lopez, D. (1997). *Regularities in the development of children's causality beliefs about school performance across six sociocultural contexts*. Developmental Psychology, *33* , 165-175.

Little, T., Oettingen, G., Stetsenko, A., & Baltes, P. (1995). Children's action-control beliefs about school performance: How do American children compare with German and Russian Children? Journal of Personality and Social Psychology, 69 , 686-700.

Nutbeam, D. (2006). Health literacy as a public health goal: a challenge for contemporary health education and communication strategies into the 21. century. Health Promotion International, 15 (3), 259-267.

Satow, L. (Oktober 1999a). *Klassenklima und Selbstwirksamkeitsentwicklung* . Berlin: Fachbereich Erziehungswissenschaft und Psychologie der Freien Universität Berlin.

Satow, L. (1999b). *Skalendokumentation der Schülervariablen.* In M. Jerusalem, & R. Schwarzer, Skalen zur Erfassung von Lehrer- und Schülermerkmalen (S. 12-52). Berlin.

Schmitz, G. (1999). *Skalendokumentation der Lehrervariablen.* In M. Jerusalem, & R. Schwarzer, Skalen zur Erfassung von Lehrer- und Schülermerkmalen (S. 53-101). Berlin.

Vollmann-Hummes, I. (2008). Traumjob Sportlehrer/In? Belastungserleben und Selbstwirksamkeitserwartung von Schulsportlehrkräften. Göttingen: Cuviller Verlag.

Wieland, R. & Scherer, K. (2007). *Gesundheitsreport 2007: Führung und Gesundheit.* Wuppertal: BARMER GEK - Gesundheits- und Versorgungsmanagement.

Wieland, R. & Tint-Antusch, T. (2005). *Fragebogen zur Erfassung der Gesundheitskompeten.* Wuppertal: Kompetenzzentrum für Fortbildung und Arbeitsgestaltung

Wieland, R. & Hammes, M. (2008). Gesundheitskompetenz als personale Ressource. In K. Mozygemba, S. Mümken, U. Krause et al. (2008) (Hrsg.). Nutzerorientierung - ein Fremdwort in der Gesundheitssicherung? Bern: Huber-Verlag

Wieland, R. (2010). Gesundheitsreport 2010 Teil 1: Gesundheitskompetenz in Unternehmen stärken, Gesundheitskultur fördern. Berlin: Barmer GEK - Versorgungsmanagement.

Wieland, R., & Hammes, M. (2010). Gesundheitsreport 2010 Teil 2: Ergebnisse der Internetstudie zur Gesundheitskompetenz. Berlin: BARMER GEK - Versorgungsmanagement.

Weltgesundheitsorganisation (1946). *Constitution of the World Health Organisation.*New York. URL: http://whqlibdoc.who.int/hist/official_records/constitution.pdf, abgerufen am 17.03.2012

World Health Organization WHO (1998). *Health Promotion Glossary.* URL: http://whqlibdoc.who.int/hq/1998/WHO_HPR_98.1.pdf abgerufen am 17.03.2012

Zaccaro, S.J./Blair, V./Peterson, C./Zazanis, M. (1995): *Collective efficacy*. In: J.E. Maddux (Hrsg.): Self-efficacy, adaptation, and adjustment: Theory, research, and application. New York: Plenum, S. 305–328.